PATHOGÉNIE de la scarlatine, par le docteur Fried. Wilhelm Heidenreich; traduit de l'allemand, par M. MALHERBE, D.-M. (1).

Le tableau de la scarlatine sporadique ou épidémique, soit dans ses prodromes, soit dans sa marche, est établi sur de nombreuses observations et a plusieurs fois été tracé par les maîtres de la science. On connaît ses formes variées, leurs différences, leur danger, leurs suites : ainsi, dans certaines épidémies, elle est mortelle pour le plus grand nombre de ceux qu'elle atteint ; d'autres fois, malgré la négligence, malgré les circonstances les plus défavorables, à peine voit-on un seul cas fâcheux ; tantôt, elle n'est suivie d'aucune maladie consécutive ; tantôt, on observe après elle des congestions cérébrales, des parotides, des angines malignes, des hydropisies, etc.

J'estime beaucoup les recherches pathologiques faites dans ce sens ; pourtant je crois que les symptômes de cette maladie et les altérations qu'elle laisse après elle ont été l'objet d'assez de travaux, pour que je veuille augmenter le nombre de pareilles descriptions.

Je suis néanmoins convaincu qu'il y a encore un point de vue sous lequel la scarlatine peut être envisagée, et comme des recherches dans ce sens n'ont point encore été faites, au moins à ma connaissance, je pense que, malgré ce que ce journal a déjà publié sur la maladie qui

(1) *Medicenisches Correspondenz-Blatt bayerischer Aerzte,* — N.° 1. Janvier 1841.

m'occupe, je n'ennuierai pas le lecteur par des répétitions, en m'efforçant de lui exposer mes pensées, d'autant que je ne m'abandonne point à des théories abstraites, mais je communique seulement des observations et des expériences avec quelques propositions qui en découlent, mais dont je n'use que de temps en temps, parce qu'elles ont besoin encore de confirmation et de rectification, pour lesquelles je réclame instamment l'avis de mes confrères. J'appelle, d'ailleurs, leur attention, non sur les conclusions et les conséquences, mais je les engage à répéter mes recherches expérimentales.

Mes procédés de recherches sont tirés de la physique ; et la scarlatine, en raison de sa manifestation particulière, se prête merveilleusement à cette manière d'observer: c'est pourquoi je commence par elle l'étude physique des maladies, curieux de savoir quels résultats j'obtiendrai par cette voie.

La matière de la maladie est hydrogénée. La sécrétion de la scarlatine miliaire , aussi bien que celle de la scarlatine lisse, est de nature hydrogénée, comme dans toutes les maladies érysipélateuses, et ce fait a je crois été avancé pour la première fois par Schœnlein. On a plus récemment trouvé que presque toutes les maladies contagieuses sont de nature hydrogénée.

Au point de vue dynamique, la maladie est électro-négative. Il a été longuement exprimé, soit dans les traités généraux de pathologie, soit dans les traités spéciaux sur les maladies des enfants, que, dans plus d'un cas, particulièrement dans les maladies éruptives, l'électricité joue un grand rôle, et Schœnlein lui-même, tout en considérant les formes des éruptions cutanées comme des figures électriques, ne détermine point encore quelle est l'espèce d'électricité qui agit dans ces circonstances, et dit, dans son traité du rhumatisme, qu'il manque d'observations suffisantes sur ce point. Il me reste à rechercher si l'électricité, dans la scarlatine , est négative, comme dans toutes les maladies érysipélateuses, et depuis huit ans je suis constamment arrivé à ce résultat.

Cet état électrique se manifeste, suivant moi, au moment du summum d'intensité de la chaleur qui, d'après les auteurs, doit s'élever jusqu'à 35° R.; pour moi, je ne l'ai jamais vue dépasser 32° ou 33° R.

Mais en parlant d'électricité et de chaleur, nous entrons dans le domaine de la physique, et précisément à propos des impondérables, il me faut donc à présent poser quelques propositions empruntées à cette science, que j'ai déjà énoncées ailleurs, et sans lesquelles ce qui va suivre ne pourrait être complétement intelligible; mais je le ferai aussi brièvement que possible, pour ne pas nuire au développement des faits pathologiques.

Il y a quatre corps impondérables : la lumière, la chaleur, l'électricité et le magnétisme; ils forment deux paires dont les éléments ont entre eux une étroite identité. J'appelle la première paire, l'identité de la lumière et de la chaleur, la cosmodynamique; la seconde paire, l'identité du magnétisme et de l'électricité, la géodynamique.

Il est clair que, lors de la formation primitive des sphères, le rapport entre le soleil et les masses planétaires fut établi avant que les planètes, non encore coordonnées, reconnussent les rapports de Nord, Sud, Est et Ouest; de telle sorte que la cosmodynamique ou la polarité de la lumière et de la chaleur parut avant la géodynamique, avant les phénomènes électro-magnétiques ; et le développement de l'électricité par les changements de température, sa diminution pendant la nuit et pendant l'hiver, en général tous les phénomènes thermo-électriques démontrent que, dans l'ordre physique, ce n'est pas l'électricité qui produit la chaleur, mais, au contraire, la chaleur qui produit l'électricité.

Il en est de même de l'électricité organique ou animale, et les observations de Pfaff et de Gmelin, que, dans les fièvres, l'électricité naturelle de la peau disparaît complétement pendant le frisson, et qu'elle reparaît ensuite et s'élève bien plus haut pendant l'augmentation successive de la chaleur, prouvent également que l'électricité dépend de la chaleur.

De nouvelles observations ont appris que, dans le choléra, toute l'électricité animale disparaît, et il résulte de mes propres expériences que, dans la scarlatine, l'électricité cutanée se développe au plus haut degré.

Il ressort de tout cela pour la pathologie, et en particulier pour la pathologie de la scarlatine, qu'ici encore la chaleur ne dépend pas de l'électricité, mais que c'est l'électricité qui dépend de la chaleur.

Or, puisque la fièvre avec la chaleur paraît chez les malades plus tôt que l'électricité avec son exanthême, il semble démontré qu'en géneral (ou au moins en particulier dans la scarlatine) l'élévation de la chaleur détermine l'électricité négative, et celle-ci détermine la forme de l'exanthême et son produit basique.

Dans ces circonstances, l'électricité négative détermine un produit alcalin, et l'électricité positive un produit acide, comme le pôle cuivre attire l'hydrogène, et le pôle zinc l'oxygène, quand on décompose l'eau par le moyen de la pile ; et par conséquent toutes les maladies érysipélateuses, avec électricité négative de la peau, telles que l'urticaire, la variole, la varioloïde, la varicelle, la vaccine, la roséole, le zona, etc., engendrent dans leurs taches, leurs papules, leurs vésicules, leurs pustules, un produit basique ; et toutes les maladies avec électricité positive de la peau, comme le rhumatisme, la rougeole, la miliaire, donnent lieu à un produit acide ; et tous ces phénomènes s'accomplissent d'après la loi de la pile galvanique : voilà ce que, depuis plusieurs années, un grand nombre de recherches et d'observations m'a constamment démontré, et j'ai fait connaître, dans différents journaux, mes procédés d'investigation, mes instruments, et les résultats que j'ai obtenus.

On me demandera maintenant pourquoi la chaleur, excitée et entretenue, développe tantôt de l'électricité positive, tantôt de l'électricité négative, avec leurs conséquences, et comment aussi se produit cette chaleur elle-même qui donne lieu aux phénomènes électriques ?

Je réponds à la première question, que, quand l'excitation de l'organisme par la chaleur s'établit sous l'influence prépondérante du système nerveux, il se développe de l'électricité négative, et, quand la chaleur rencontre la prédominance du système sanguin, il se produit de l'électricité positive.

J'en trouve la preuve dans les fièvres typhoïdes. Dans celles que j'ai observées, j'ai trouvé l'électricité négative de la peau et une sueur alcaline, et cela, si constamment, que la santé ne revenait pas, tant que l'électricité négative n'était pas remplacée par l'électricité positive, la sueur alcaline par la sueur acide. Les fièvres typhoïdes cérébrales (form. ataxique) que j'ai surtout observées, pouvaient être considérées, sinon absolument comme des maladies nerveuses, au moins comme des états tels, que le système nerveux y jouait un rôle prédominant. Qu'on fasse d'ailleurs dépendre la fièvre typhoïde d'une intoxication du sang, personne ne niera les symptômes nerveux qu'elle présente.

Nous ferons remarquer maintenant l'extrême susceptibilité du système nerveux dans l'enfance. La disposition aux convulsions, aux congestions cérébrales, aux méningites, caractérise le jeune âge. La colique spasmodique, le spasme de la glotte, l'asthme, la coqueluche, le strabisme, etc., sont de simples névroses, qui démontrent la prédominance du système nerveux dans les premières années de la vie. Les maladies érysipélateuses, scarlatine, urticaire, varicelle, sont aussi particulières aux enfants; et l'érysipèle, proprement dit, se montre plus fréquemment chez les individus efféminés dont l'organisme, en conséquence de la susceptibilité de leurs nerfs, a plus de rapport avec celui des enfants. Dans tous ces cas, l'élévation de la chaleur développe de l'électricité négative.

La chaleur vient-elle à se développer dans des cas où le sang prédomine, par exemple, dans les rhumatismes aigus, alors se manifeste de l'électricité positive, et conséquemment un produit acide.

Il n'est point ici question des différentes formes, inflammatoire, gastrique, nerveuse, maligne, que peut offrir la scarlatine, parce que, suivant l'expression de Kieser, ce n'est pas la pathologie, mais la physiologie de la maladie dont nous nous occupons.

La scarlatine inflammatoire n'impliquerait, au reste, aucune contradiction avec les vues précédemment exposées, car cette modification ne dépend pas de la scarlatine, comme telle, mais d'une prédisposition individuelle.

Les nerfs et le sang sont les principes générateurs de l'organisme animal; mais déjà différents sous le rapport chimique. Le sang contient des phosphates et de l'oxyde de fer, le cerveau du phosphore et du soufre. Déjà, d'après la composition chimique, le cerveau et en général les nerfs, devraient, de même que le cuivre, se comporter comme électro-négatifs; le sang, de même que le zinc, comme électro-positif. Le sang est continuellement oxydé par la respiration, pendant que, dans la nutrition qui le métamorphose en sang veineux, le sang, dépouillé de son oxygène par l'influence des nerfs, éprouve une véritable réduction. On se fait bien l'idée maintenant de la manière dont s'opère la nutrition d'un organe et de la métamorphose de la matière organique dans les tissus par la transsudation des parties les plus fluides du sang à travers les vaisseaux capillaires; il est donc clair que le sang et le système nerveux agissent chacun dans sa sphère, le premier comme moyen d'oxydation, le second comme moyen de réduction, et il semble démontré que le système nerveux, avec ses enveloppes et ses fourreaux, etc., répond au pôle cuivre; le sang dans ses vaisseaux, au pôle zinc de la pile galvanique. Il doit donc se développer de l'électricité négative quand l'action du système nerveux est prédominante, et de l'électricité positive quand le sang devient prépondérant.

Ce que j'ai jusqu'ici cherché à prouver par le moyen de la physiologie, je vais essayer de le corroborer par deux exemples empruntés à la pathologie.

Il est clair que les effets de la pile électrique sont différents, suivant qu'on fait agir le pôle cuivre ou le pôle zinc. Il est également connu que les nerfs des hémiplégiques sont plus irritables, et par conséquent mieux disposés pour de pareilles recherches. Le docteur Hirsch de Königsberg ayant galvanisé un homme en état de paraplégie, des ecchymoses se développèrent au point de contact du pôle cuivre, soit qu'on le plaçât aux lombes, soit qu'on l'appliquât au pied. Elles se comportèrent comme les taches de Werlhoff; elles étaient donc de nature veineuse.

Ce fait prouve que le pouvoir de réduction de l'électricité s'exerce même dans le corps de l'homme. Un homme que je galvanisais moi-même pour une hémiplégie de la langue, sentait l'effet de la pile bien plus fortement, quand le pôle zinc touchait la langue ou les gencives, et que le pôle cuivre était placé derrière l'angle de la mâchoire, c'est-à-dire plus près de l'origine des nerfs ; ou bien plutôt quand le pôle cuivre répondait à l'extrémité centrale, le pôle zinc à l'extrémité périphérique des nerfs

La pathologie nous offre encore un exemple qui démontre la nature électrique de la scarlatine.

Le docteur Philipp, de Berlin, a démontré tout récemment que l'hydropisie consécutive à la scarlatine n'est due ni à une maladie de Bright, ni à une altération des reins, ni à une surabondance d'albumine, car cette hydropisie n'est pas dangereuse ; et, dans la dernière épidémie à Berlin, il n'en est pas mort un seul enfant. Ce qui rend tout à fait vraisemblable l'opinion émise par Schonlein, à propos de l'hydropisie aiguë du tissu cellulaire, consécutive aux rhumatismes, à savoir que l'anasarque aiguë dépend de la formation d'eau par neutralisation d'électricité, comme la pluie après un orage. Il n'importe nullement de savoir ici quelle est l'espèce d'électricité qui s'est développée la première, si la formation d'eau suit également l'électricité positive du rhumatisme et l'électricité négative de la scarlatine, puisque l'une est toujours neutralisée par une quantité égale de l'autre.

L'affinité de la scarlatine pour les membranes séreuses, savoir : l'arachnoïde, le péricarde, la plèvre et le péritoine, ainsi que l'hydropisie qui suit l'irritation de ces membranes dans les cas où le développement de l'éruption cutanée a été incomplet ou troublé, devient une nouvelle preuve de la nature électrique de la maladie ; car l'électricité se manifeste en raison des surfaces.

Nous avons montré comment la chaleur, dans la scarlatine, développe de l'électricité négative et comment cette dernière se comporte ; il me reste à répondre à la seconde question, d'où vient la chaleur nécessaire pour la production de ces phénomènes ?

La chaleur est produite d'un côté par le soleil, de l'autre par la flamme, c'est-à-dire, par les corps en ignition. Il existe une chaleur solaire, une chaleur terrestre, une chaleur vivifiante, une chaleur destructrice, et l'on peut assez raisonnablement considérer celle du soleil comme vivifiante, organisatrice ; celle des corps en ignition comme destructrice. Il n'est ici question que de l'effet le plus prochain, et par conséquent nous ne sommes point en contradiction avec les effets consécutifs.

La chaleur animale est le résultat d'une combustion lente ; la respiration en produit les quatre-vingts centièmes, et les vingt autres centièmes sont le résultat de la digestion. La chaleur peut, dans l'état pathologique, s'élever bien plus haut par l'augmentation d'activité de tous les phénomènes vitaux, pendant que l'organisme s'efforce d'éliminer le principe contagieux aériforme dont il est imprégné. L'effet prochain de la digestion et de la respiration est la décomposition de la matière, la chaleur qui en résulte est donc destructrice de sa nature.

Cette production surabondante de chaleur dépend donc de la réaction de l'organisme ; mais cette réaction ne peut s'effectuer que par le moyen des mêmes fonctions qui président à la conservation des êtres organisés, c'est-à-dire, de la nutrition ou de la reproduction, et suppose une activité plus grande des fonctions que ne réclame la simple nutrition.

Par là, nous voyons pourquoi la chaleur de la fièvre produit une si grande perturbation.

En résumant, nous arrivons au résultat suivant : Que la matière morbide introduite dans l'organisme excite à la réaction l'ensemble des fonctions vitales ; cette réaction se manifeste par un développement extraordinaire de chaleur ; que cette chaleur, sous l'influence spéciale de la prédominance nerveuse, produit de l'électricité négative, et que cette dernière donne lieu à un produit basique qui devient à son tour le germe d'une nouvelle maladie.

Cela explique pourquoi la scarlatine miliaire, qui expulse sa matière morbifique en plus grande quantité et sous une forme plus matérielle (à savoir, la sérosité contenue dans ses vésicules), marche plus régulièrement et occasionne moins d'accidents consécutifs que la scarlatine lisse, dont le procédé d'élimination est moins évident et moins matériel.

Il y a encore deux difficultés à résoudre, savoir : l'identité constante du principe contagieux et sa propriété de n'attaquer chaque individu qu'une fois.

La membrane muqueuse des organes de la déglutition est considérée assez généralement et nommément par Schœnlein comme le siége du germe de la contagion ; et le véhicule du principe contagieux est en partie le mucus sécrété par cette membrane (*Hildenbrand*), en partie l'exhalation gazeuse du tégument externe.

Cela est tout-à-fait exact. J'ai vu l'exanthême, avant son apparition sur le tégument externe, se développer sur la membrane muqueuse du voile du palais, sous forme de rougeur piquetée ; et, conformément à mes nouvelles recherches, j'ai pareillement rencontré la membrane muqueuse des organes de la déglutition au début de la scarlatine electro-négative, et sa sécrétion alcaline, pendant que l'urine et la sueur restaient acides.

Dans la rougeole qui, comme il a été dit souvent, développe à la peau de l'électricité positive, j'ai aussi observé la réaction électro-positive de la membrane muqueuse.

Il semble donc, d'après mes expériences, que l'opposition électrique admise par Donné entre le tégument externe et le tégument interne, opposition par le moyen de laquelle s'accomplissent leurs sécrétions, n'est pas fondée, au moins pathologiquement.

On s'explique à présent la part importante que prend la muqueuse digestive à la scarlatine, et la muqueuse respiratoire à la rougeole. La première agit sur les matières qu'elle contient en les désacidifiant par le moyen de la bile, pendant que l'oxydation du sang est confiée à la dernière; et là, se reproduit encore le rapport des nerfs et du sang, puisque la muqueuse digestive est à la muqueuse respiratoire comme le cuivre est au zinc. Le rhumatisme, la rougeole, la miliaire, etc., avec électricité positive, se lient à l'excitation du système respiratoire, véritable appareil d'oxydation, tandis qu'au système digestif, appareil de réduction, se rattachent la scarlatine et les maladies érysipélateuses avec électricité négative.

Par là, je suis en opposition avec l'assertion suivante d'Hildenbrand: *Vehiculum principii contagiosi largitur mucus in faucibus ac viis aerem ducentibus secretus.* (Institution Méd., p. 1. 1029.) Et je crois qu'il faut dire le mucus sécrété *in faucibus*; mais, en aucune manière, *in viis aërem ducentibus.*

Quant à la première des questions que nous avons à résoudre, à savoir pourquoi le principe contagieux revêt toujours la même forme, engendre toujours la scarlatine et jamais l'érysipèle, l'urticaire, la varicelle ou bien la rougeole et la miliaire, je répondrai que, dans le temps où la scarlatine règne sur les enfants, j'ai vu, comme tous les observateurs, la varicelle et l'urticaire chez les jeunes sujets, et des érysipèles de différentes sortes, zona, urticaire, chez les adultes; eh bien, les rhumatismes et les catarrhes s'observent souvent en même temps, et sont considérés comme précurseurs de la scarlatine.

Le savant travail de mon collègue Canstatt sur l'étroite parenté du rhumatisme et de l'érysipèle, donne sur ce sujet plusieurs éclaircissements, et il y est démontré que le rhumatisme sur le tégument interne est la même chose que l'érysipèle sur le tégument externe.

Il est inutile de rappeler ici le rapport des érysipèles avec le système digestif, et des rhumatismes avec le système respiratoire, car la marche des premiers trahit l'influence des nerfs, celle des seconds est bien plus inflammatoire, et ainsi mon opinion sur leur origine est encore une fois confirmée. Les formes transitoires par lesquelles passe la scarlatine pour son développement et sa disparition, ont déjà été indiquées dans toutes les épidémies, et Hildenbrand lui-même, qui appelle le principe de la scarlatine *contagium sui generis*, dit de l'origine de la contagion en général : *Hocce jam contagium catarrhosum per specificum vegetationis animalis alteratæ processum nunc in typhosum nunc in scarlatinosum degenerare videtur.* (Loc. cit. 1032.)

Le passage du catarrhe simple à la scarlatine spécifique est ici indiqué, et l'on voit comment du catarrhe peut naître le principe contagieux du typhus ou de la scarlatine. Je crois du reste avoir, par la précédente démonstration électro-chimique de l'origine de la maladie, dévoilé le *specificum vegetationis animalis alteratæ processum*, et on comprend aussi par là l'origine spontanée des maladies contagieuses. Le même miasme atmosphérique ou terrestre produira donc, sous l'influence prépondérante de l'innervation, des érysipèles; sous l'influence prédominante de l'hématose, des rhumatismes; ou, dans un sens plus large, dans le premier cas, une maladie typhoïde, dans le second, une maladie inflammatoire.

Si, quand une fois la scarlatine est développée, l'infection scarlatineuse produit toujours la scarlatine, c'est que, chez les enfants, le même excitant, la même matière, la même semence, trouve toujours le même organisme également prédisposé ; le fruit doit donc être le même.

La seconde question, que la scarlatine n'attaque généralement qu'une fois, repose sur ceci : que la semence qui a germé, grandi et mûri dans le corps, lui a, par là même, enlevé sa susceptibilité, de telle sorte que la seconde semence qui lui est confiée ne peut ni germer ni prendre racine, comme si la première avait changé un marais humide en une montagne de pierre. Le corps conserve pourtant une certaine susceptibilité pour une nouvelle infection : de là naissent les formes transitoires, intermédiaires des maladies érysipélateuses ; mais quand, par les progrès de l'âge, la prédominance nerveuse a cessé et a été remplacée par la prédominance sanguine, ou que la digestion est subordonnée à la respiration, alors la même irritation qui engendrait la scarlatine, je dirai plus, le contagium scarlatineux lui-même engendre le rhumatisme et l'inflammation, tellement que cette irritation, qui se manifeste sans caractère contagieux, peut éveiller une scarlatine spontanée chez un individu fortement prédisposé. Si donc, après une scarlatine, la disposition a persisté, elle pourra naître une seconde et une troisième fois chez le même individu, si l'occasion se présente.

Dans un âge plus avancé, la respiration se subordonne de nouveau à la digestion, l'activité de l'hématose diminue, et l'on voit reparaître les maladies érysipélateuses, qui, comme l'érysipèle sénile, passent facilement à la gangrène.

On conçoit aussi maintenant comment l'angine scarlatineuse, ou la fièvre scarlatine sans exanthème, peut protéger contre une nouvelle infection.

On voit aisément que cette pathogénie ne s'applique pas seulement à la scarlatine, mais que ce n'est en quelque sorte qu'un exemple pour démontrer l'origine des maladies.

NANTES, IMPRIMERIE DE CAMILLE MELLINET. — 35,965.